CONTRIBUTION
A L'INTERPRÉTATION PATHOGÉNIQUE
DES LOCALISATIONS SPÉCIALES
DE L'ŒDÈME ET DE LA CONGESTION
PULMONAIRES
DANS LES AFFECTIONS CARDIAQUES

ROLE DE LA COMPRESSION OU DE LA COURBURE
DES VEINES PULMONAIRES DROITES PAR L'OREILLETTE DROITE DILATÉE

PAR

Le Dr Paul CHEVALIER-JOLY

LYON
A. REY, IMPRIMEUR-ÉDITEUR DE L'UNIVERSITÉ
4, RUE GENTIL, 4
—
1901

CONTRIBUTION

A L'INTERPRÉTATION PATHOGÉNIQUE

DES LOCALISATIONS SPÉCIALES

DE L'ŒDÈME ET DE LA CONGESTION

PULMONAIRES

DANS LES AFFECTIONS CARDIAQUES

ROLE DE LA COMPRESSION OU DE LA COURBURE

DES VEINES PULMONAIRES DROITES PAR L'OREILLETTE DROITE DILATÉE

CONTRIBUTION
A L'INTERPRÉTATION PATHOGÉNIQUE
DES LOCALISATIONS SPÉCIALES
DE L'ŒDÈME ET DE LA CONGESTION
PULMONAIRES
DANS LES AFFECTIONS CARDIAQUES

RÔLE DE LA COMPRESSION OU DE LA COURBURE
DES VEINES PULMONAIRES DROITES PAR L'OREILLETTE DROITE DILATÉE

PAR

Le Dr Paul CHEVALIER-JOLY

LYON
A. REY, IMPRIMEUR-ÉDITEUR DE L'UNIVERSITÉ
4, RUE GENTIL, 4

1901

Qu'il nous soit permis, arrivé au terme de nos études médicales, d'adresser à tous nos maîtres l'expression de notre sincère reconnaissance.

Que M. le professeur Teissier, qui a bien voulu nous confier le sujet de cette thèse et qui s'est toujours montré pour nous d'une très grande bienveillance, reçoive tout d'abord tous nos remerciements et l'assurance de notre profonde gratitude.

M. le professeur agrégé Roque, dans le service duquel nous avons puisé le plus grand nombre de nos observations, a droit aussi à toute notre reconnaissance pour son aimable accueil et ses conseils éclairés.

Nous devons également un témoignage spécial à M le professeur Testut, qui a facilité nos recherches au Laboratoire d'anatomie.

Nous remercions aussi vivement M. le Dr Mouisset, qui nous a communiqué une intéressante observation.

Nos sincères remerciements pour leur accueil sympathique à MM. les Drs Bert et Vignard.

INTRODUCTION

Il est un phénomène qui a depuis longtemps déjà frappé les observateurs et les cliniciens. C'est la localisation spéciale que peuvent présenter l'œdème et la congestion pulmonaires au cours de la période asystolique des affections cardiaques.

M. le professeur Teissier, à la suite de ses récentes recherches sur la matité paravertébrale droite envisagée comme signe de la dilatation de l'oreillette droite, (étudiée dans une thèse récente), tira cette conséquence intéressante, que l'oreillette droite, en se dilatant, peut comprimer d'une manière évidente les veines pulmonaires émanées du poumon droit, et, les écrasant sur le plan osseux sous-jacent, y ralentir considérablement la vitesse du courant sanguin.

De cette compression des veines pulmonaires droites résulte de la stase sanguine fixant les congestions hypostatiques chez les cardiaques, de préférence au poumon droit, soit à la base, soit au sommet, suivant le groupe de veines plus spécialement comprimé.

Et, de fait, M. le professeur Teissier fut frappé de la coïncidence permanente de la zone de matité paravertébrale et d'un ou de plusieurs points de congestion localisée au poumon droit, et il nous le fit mainte fois constater.

Nous avons donc l'intention, dans cette courte étude, de confirmer ces faits par quelques recherches anatomiques et cliniques.

Après un aperçu très général sur les congestions pulmonaires d'origine cardiaque, nous établirons par des preuves cliniques, anatomiques et anatomo-pathologiques, la pathogénie de cette localisation spéciale au poumon droit de l'œdème congestif.

CONTRIBUTION
A L'INTERPRÉTATION PATHOGÉNIQUE
DES LOCALISATIONS SPÉCIALES
DE L'ŒDÈME ET DE LA CONGESTION
PULMONAIRES
DANS LES AFFECTIONS CARDIAQUES

ROLE DE LA COMPRESSION OU DE LA COURBURE
DES VEINES PULMONAIRES DROITES PAR L'OREILLETTE DROITE DILATÉE

CHAPITRE PREMIER

DE L'ŒDÈME CONGESTIF DU POUMON DANS LES MALADIES DU CŒUR. SES SYMPTOMES ET SES LOCALISATIONS

Parmi les accidents graves que les maladies du cœur peuvent déterminer du côté des différents organes, il en est un qui mérite d'attirer toute notre attention : nous voulons parler des complications pulmonaires.

Le poumon, en effet, peut être considéré comme une sorte de diverticule du cœur gauche, et subit par conséquent le contre-coup des troubles qui s'y produisent. Aussi voit-on apparaître dans le poumon, pendant la période asystolique et même avant, des altérations congestives d'abord, puis inflammatoires et dégénératives, qui constituent le poumon cardiaque, ces dernières ne survenant qu'après des poussées successives et répétées de congestion et d'œdème.

Les complications pulmonaires des affections cardiaques ont été depuis longtemps constatées et étudiées, et, sans vouloir donner un historique complet de la question, il peut être utile de rappeler quelques noms.

P. Barrère avait déjà reconnu en 1753 les principaux caractères de l'œdème pulmonaire d'origine cardiaque.

Plus tard, en 1787, Sénac avait remarqué les liens qui existent entre certains états des poumons et les affections du cœur, mais il n'en avait donné aucune description, et c'est à Laennec que revient le mérite d'avoir le premier décrit avec précision les principaux caractères de l'œdème congestif.

Gendrin et Andral en ont fait une étude complète, le premier se plaçant surtout au point de vue symptomatique et macroscopique de l'œdème congestif, le second étudiant plus spécialement les lésions plus profondes du parenchyme pulmonaire.

De nos jours, enfin, ces lésions d'œdème et de sclérose furent bien étudiées au point de vue anatomo-pathologique dans les thèses récentes de Ducellier, Honnorat et Boy-Tessier.

La congestion et l'œdème chronique forment la partie la plus importante des phénomènes qu'on observe dans le poumon cardiaque. Ils ne peuvent être confondus avec l'œdème pulmonaire qu'on voit survenir dans les affections rénales. Dans les maladies du cœur, en effet, l'œdème congestif se présente sous forme de poussées successives et répétées, mais à un état pour ainsi dire subaigu ; il a du reste des symptômes qui lui sont propres, quoique variables cependant, suivant que c'est l'élément congestif ou œdémateux qui prédomine.

Quels sont donc ces symptômes?

L'inspection du thorax ne donne, en général, pas de signe bien net.

A la percussion, on trouve le plus souvent une submatité à limites vagues, se confondant insensiblement avec la sonorité avoisinante.

L'auscultation nous révèle d'abord une diminution très sensible, et même la disparition complète de la respiration, puis des râles humides sous-crépitants, remarquables par leur fixité, qui vont décroissant à mesure qu'on s'éloigne du foyer de congestion. Dans le reste du poumon, la respiration est sèche, surtout à l'inspiration; l'expiration est normale, contrairement à ce qui se passe chez les emphysémateux. Dans certaines parties où la sclérose domine, on peut trouver un souffle se rapprochant beaucoup du souffle pneumonique, quoique d'une intensité moindre; il est très mobile, se déplace et disparaît quelquefois pour reparaître.

On peut observer aussi parfois des râles humides à bulles plus ou moins volumineuses. Ces râles, aussi bien que les râles sous-crépitants, sont plus facilement perceptibles à la fin des grandes inspirations ou après la toux.

Enfin, si l'on fait tousser et compter le malade, on constate un retentissement notable de la toux et de la voix.

La toux est sèche et légèrement suffocante; l'expectoration peut manquer. En général, elle est peu abondante, les crachats sont spumeux, aérés, muqueux ou muco-purulents; ils peuvent contenir des filets de sang, être rosés et même franchement hémoptoïques.

La dyspnée est assez marquée, soit diurne à l'occasion du moindre effort, soit paroxystique et nocturne comme chez les aortiques.

Si nous recherchons maintenant les localisations de ces œdèmes congestifs, nous voyons que les anciens auteurs ne leur ont pas, en général, assigné de place bien spéciale, et qu'elles ont passé pour eux complètement inaperçues.

Cependant, Gendrin, dans son livre sur les maladies du cœur, avait déjà remarqué que l'œdème pouvait être localisé : « Dans les dernières périodes des maladies du cœur, dit-il, l'œdème se circonscrit dans une position limitée du poumon... Cet œdème a alors une forme particulière qui nous a induit en erreur dans plusieurs cas, avant que nous ayons pu vérifier par l'ouverture des cadavres la nature de la lésion morbide. Cet œdème local, que personne n'a décrit jusqu'ici, occupe le sommet, la racine ou la partie moyenne d'un poumon, ou quelquefois des deux poumons; il est circonscrit et détermine une matité prononcée de la poitrine. »

Telle est l'opinion de Gendrin, qui a constaté le fait de localisation, mais sans en donner d'explication.

Tout récemment, en 1897, J. Goalard, dans sa thèse, se basant sur le relevé d'un assez grand nombre d'observations, a appelé l'attention sur la localisation initiale et parfois exclusive ou prédominante de la stase et de l'œdème d'origine cardiaque dans le lobe inférieur du poumon gauche.

Son opinion semble partagée par la plupart des auteurs contemporains.

Quoi qu'il en soit, en dehors des faits remarqués précédemment, nos observations qui suivent affirment l'existence, au cours des maladies du cœur, d'autres localisations pulmonaires non moins fréquentes, dont nous espérons pouvoir fournir l'explication pathogénique.

CHAPITRE II

OBSERVATIONS

OBSERVATION I

(Communiquée par M. le professeur Teissier.)

Tachycardie arythmique, remontant à plusieurs années. — Myocardite scléreuse probable. — Menaces passagères d'asystolie. — Crises de dyspnée transitoire à répétition, calmée ordinairement par le strophantus. — Crise plus grave en janvier 1901. — Dilatation aiguë des cavités droites. — Asystolie partielle. — Œdème localisé à la base droite avec matité paravertébrale droite très étendue.

M. B..., soixante-quatorze ans. Appelé au mois de janvier dernier par notre confrère le Dr M. Mathieu, à voir M. B..., qui à plusieurs reprises, dans ses dernières années, nous avait demandé des conseils pour des accidents de dyspnée passagère qui nous semblait relever, très vraisemblablement, d'un certain degré de défaillance du cœur attribuable à de la myocardite interstitielle, nous trouvons notre malade en menace d'asystolie, avec une exagération de tous les symptômes généraux que nous avions constatés chez lui à plusieurs reprises : angoisse précordiale, dyspnée paroxystique, petite toux quinteuse, sans expectoration bien marquée, et surtout arythmie très intense avec accélération extrême des battements du cœur.

Chose remarquable, M. B... ne présente aucun œdème périphérique, son foie n'est pas notablement augmenté de volume, les urines ne sont pas nettement albumineuses, l'auscultation du thorax en avant ne révèle aucun degré de bronchite généralisée. L'exploration du cœur fait constater des signes de dilatation subaiguë, la pointe est très déviée en dehors du côté de l'aisselle et bat sur une large surface. L'état d'angoisse du malade ne permet pas de le soumettre à des manœuvres destinées à s'assurer de la mobilité ou de la non-mobilité de la pointe, au point de vue du diagnostic d'une symphyse possible. Il n'y a pas de souffle orificiel perceptible, on constate néanmoins un reflux systolique permanent des jugulaires. Ce que l'on perçoit très nettement, c'est que le cœur ne déborde pas très sensiblement en avant sur le bord droit du sternum.

Par contre, la percussion du thorax en arrière fait reconnaître une zone de matité extrêmement accusée au niveau du 6e au 8e espace intercostal droit, à tel point que la première idée qui s'impose est qu'on se trouve en présence d'un certain degré d'hydrothorax, d'autant qu'à ce niveau les vibrations thoraciques sont complètement abolies ; mais on s'aperçoit bien vite qu'à quatre travers de doigt au dehors de cette zone de matité les vibrations reparaissent, plutôt même exagérées, et l'oreille, appliquée au même niveau, perçoit *une quantité de fines bulles d'œdème pulmonaire,* qui s'élèvent jusqu'à deux travers de doigt au-dessous de l'angle inférieur de l'omoplate, pour disparaître complètement dans toute la moitié supérieure.

Absolument aucun râle du côté gauche. Le malade a succombé, quelques jours après, sans avoir présenté aucune trace d'œdème périphérique.

N. B. — Cette observation est intéressante à plus d'un titre, surtout si on la rapproche des observations si curieuses de M. Mercklen, montrant l'influence des altérations des oreillettes sur la production des arythmies, et si on considère que dans le fait présent la matité paravertébrale droite seule a permis de soupçonner cette dilatation des oreillettes, l'exploration du thorax en avant n'ayant fourni aucun signe précis.

Observation II

(Communiquée par M. le professeur Teissier.)

Néphrite artérielle. — Gros cœur. — Aortite avec hypertension. — Albuminurie massive avec albuminosurie. — Œdème des membres inférieurs. — Pas d'œdème pulmonaire habituel. — Dans les derniers jours de la maladie, poussée de congestion et d'œdème pulmonaires localisés au sommet droit. — Large matité paravertébrale droite.

Mme El., quarante-cinq ans, souffrant depuis six ans d'accidents généraux imputables à une néphrite artérielle, est définitivement arrêtée depuis les premiers mois de l'année par un état de cachexie progressive caractérisée par de la dépression croissante des forces, des épistaxis à répétition, de l'œdème des membres inférieurs, et des phénomènes d'angoisse précordiale qui revêtent de temps en temps le caractère de l'angine de poitrine.

Pendant les derniers jours de sa vie, un phénomène nouveau attire l'attention : elle présente des phénomènes *de congestion subaiguë du poumon, avec œdème partiel localisé exclusivement à toute la partie supérieure du poumon droit*, et s'accompagnant de l'expectoration spumeuse et rosée rappelant celle de l'œdème aigu congestif.

Le cœur est volumineux et la pointe nettement abaissée dans l'axe de la ligne mamelonnaire.

Augmentation nette de la matité préaortique, avec élévation du tronc de la sous-clavière. Galop diastolique perçu au niveau de la pointe sternale, redoublement du bruit systolique à la pointe du cœur, expansion à la main à la base, bruit clangoreux sigmoïdien, avec bruit de souffle diastolique,

En arrière, sonorité complète aux bases sans signe net de congestion ou d'œdème accusée dans ces régions, vibrations conservées partout, mais à droite de la colonne vertébrale, dans une hauteur de 8 centimètres au moins et répondant aux 6e, 7e et 8e espaces intercostaux et débordant de trois bons travers de doigt la ligne médiane, matité absolue et contrastant avec la sonorité physiologique circonvoisine. A ce niveau, abolition complète des vibrations, mais à l'auscultation, aucun souffle, aucun râle, aucun retentissement de la toux et de la voix.

Observation III

(Due à l'obligeance de M. le professeur Teissier.)

Paludisme ancien (séjour à Panama). — Absinthisme. Gros foie. — Grosse dilatation cardiaque. — Tendance au galop droit. — Dédoublement du deuxième bruit. — Induration du sommet droit, crachats hémoptoïques. Tuberculose? (séro-diagnostic négatif par la suite). — Matité paravertébrale droite.

Pierre S..., cinquante ans, ébéniste. Entré le 6 novembre 1900.

Rien dans les antécédents héréditaires.

Personnellement : Convulsions dans l'enfance. Pas de spécificité, mais pendant cinq ans, après sa malaria, excès alcooliques, absinthisme surtout.

Fièvre intermittente contractée à Panama entre trente-huit et quarante ans.

Il y a trois ans, le malade eut une bronchite compliquée de pleurésie droite qui dura six mois, pas d'hémoptysie. Depuis, il a toujours été faible et a fait quatre séjours à l'Hôtel-Dieu en un an. Il a dû garder le lit chez lui à plusieurs reprises. Il avait de l'oppression facile et des crises d'étouffement, surtout la nuit.

Les symptômes se sont accusés cette semaine et, de

plus, le malade tousse et rejette des crachats sanguinolents.

A l'entrée, l'oppression est grande, 64 respirations à la minute en orthopnée, pas de signes d'asphyxie. La toux est peu fréquente, quelques crachats hémoptoïques.

La face et tout le tégument présentent une teinte cachectique, l'amaigrissement est notable.

La langue est bonne, rien à l'estomac ni à la rate.

Le foie est douloureux et déborde de trois travers de doigt les fausses côtes.

Au poumon droit, en avant, au sommet, submatité, peu de modifications, des vibrations, sibilances, craquements (?) en arrière, léger degré de pectoriloquie. Rien à la base.

Au sommet gauche, rien en avant; en arrière, un peu de pectoriloquie, souffle expiratoire et inspiratoire.

Pouls très arythmique : 80, et à faible tension.

Les bruits du cœur sont réguliers mais bien frappés. Le bruit pulmonaire est renforcé.

Température, 37°3.

Urines : ni albumine, ni pigments biliaires.

6 novembre 1900. — Le cœur est gros, les cavités droites sont dilatées, on perçoit quelques battements hépatiques systoliques, pas de reflux jugulaire.

Le deuxième bruit dans la région préventriculaire est dédoublé.

La pointe du cœur est abaissée et déviée.

Pas de matité paravertébrale gauche, mais un peu de matité paravertébrale droite.

9 novembre. — Matité paravertébrale droite, de la septième à la dixième vertèbre dorsale.

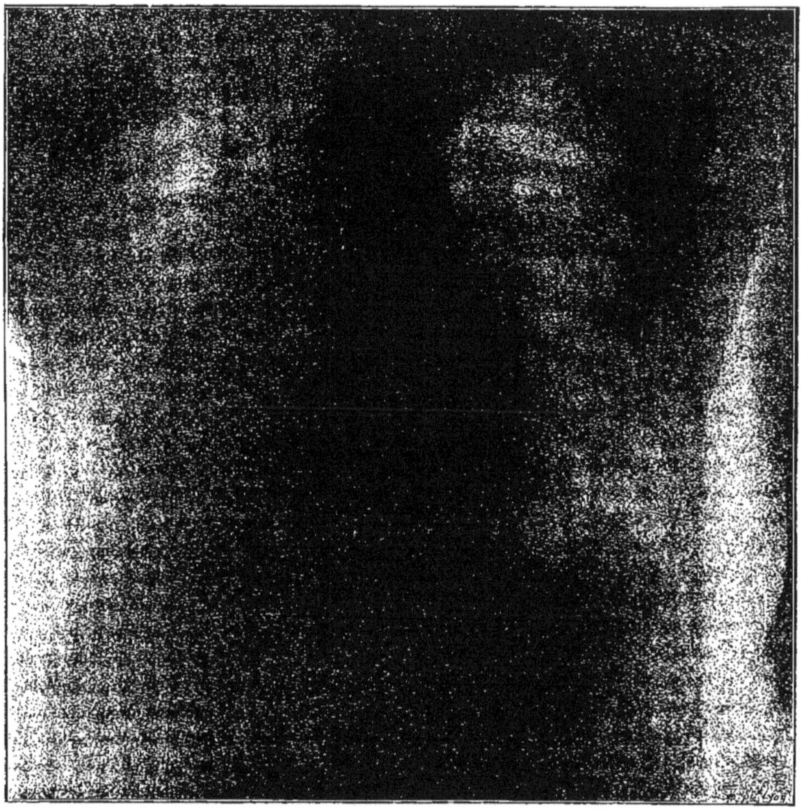

Radiographie I. — Pierre S..., Enorme dilatation de l'oreillette droite. — Matité paravertébrale étendue. — Congestion du sommet droit (Radiographie de M. le Dr Destot, à comparer avec la Radiographie II).

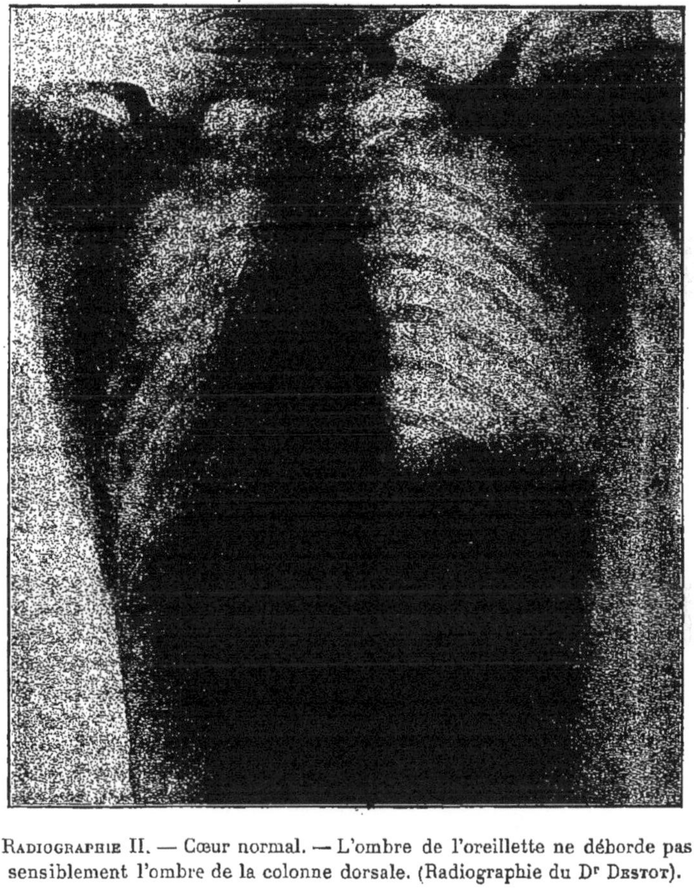

RADIOGRAPHIE II. — Cœur normal. — L'ombre de l'oreillette ne déborde pas sensiblement l'ombre de la colonne dorsale. (Radiographie du Dr DESTOT).

Séro-diagnostic tuberculeux négatif et inoculation au cobaye négative.

14 novembre. — Le malade est plus reposé.

A la pointe, souffle systolique très prolongé.

Dédoublement du deuxième bruit. Claquement d'ouverture de la mitrale inconstant. Arythmie.

26 novembre. — La radiographie montre la saillie considérable de l'oreillette droite.

Au foyer tricuspidien, souffle systolique intense, râpeux, non propagé dans les vaisseaux du cou,

Pas de bacilles de Koch dans les crachats.

28 novembre. — *Les râles humides persistent sous la clavicule droite*. Les crachats sont rosés, la pression actuelle est de 12. Le souffle tricuspidien a diminué.

14 décembre. — Résistance du souffle tricuspidien. Diminution de la matité paravertébrale droite.

Râles à droite. Pression 10.

22 décembre. — Disparition du souffle tricuspidien et de la matité paravertébrale droite.

Le malade prend la grippe.

Râles de bronchite à gauche, plus rien à droite.

31 décembre. — Les phénomènes de congestion du poumon droit ont disparu, et la sonorité est revenue dans la région paravertébrale droite.

Observation IV

(Due à l'obligeance de M. le professeur Teissier.)

Diagnostic. Insuffisance aortique et rétrécissement mitral. Matité paravertébrale. Congestion du sommet droit.

E. C.., trente-neuf ans, mouleur, entré le 6 mai 1900. Père mort à soixante-dix ans d'une pleurésie. Mère morte à soixante-huit ans d'affection indéterminée. Un frère mort d'accident et une sœur d'affection inconnue. Célibataire. Jamais de maladie vénérienne. Avoue des habitudes alcooliques, buvait régulièrement de l'absinthe, de l'eau-de-vie et 1 à 2 litres de vin par jour.

Jusqu'à ces cinq dernières années, il s'était toujours bien porté. Jamais d'affections sérieuses, jamais de rhumatisme articulaire.

Il y a cinq ans, il commença à éprouver des sensations anormales et pénibles dans la région précordiale. Il toussait et eut des crachements de sang. Depuis lors, il était très souvent fatigué, éprouvait des palpitations et était facilement essoufflé. A plusieurs reprises, il a encore craché du sang. L'an dernier, il eut les jambes enflées. Depuis cette date, il n'a plus eu que de l'œdème léger, vespéral des pieds, les jours où il avait marché davantage. Pas de troubles digestifs.

Actuellement le facies du malade est rouge, les lèvres cyanosées ; il existe aussi une teinte cyanique des mains. Pas d'œdème des membres inférieurs, ni d'œdème lombaire. Abdomen souple, sans ascite. Le foie est volumineux, sa matité commence en haut au septième espace, et déborde en bas de trois travers de doigt le rebord costal.

Cœur. — A l'inspection, soulèvement visible de la paroi, battements épigastriques, voussure précordiale. La pointe bat dans le cinquième espace, à trois travers de doigt au-dessous du mamelon et en dehors de la ligne mamelonnaire.

A la percussion, augmentation verticale et transversale de la matité.

A la palpation, léger frémissement présystolique et vibration systolique dure.

A l'auscultation. — A la pointe, léger soulèvement diastolique et souffle systolique se propageant dans l'aisselle. Dédoublement du deuxième bruit.

A l'orifice tricuspide et dans les troisième et quatrième espaces intercostaux, vers le bord gauche du sternum, on perçoit un souffle diastolique assez intense; en outre, il existe là un léger souffle systolique doux.

Rien à l'auscultation dans le deuxième espace intercostal droit.

Le pouls est régulier, assez fort et assez ample : 88. Les veines du cou sont congestionnées, présentant du reflux, et sont animées d'un double soulèvement présystolique et systolique. Pas de double souffle de Durozier. Pas de pouls capillaire unguéal.

Aux poumons. *En avant à droite, submatité avec exagération des vibrations : obscurité respiratoire, expiration un peu soufflante. Retentissement de la toux et de la voix.* A gauche, sonorité conservée, plutôt exagérée. Respiration ample, quelques sibilances ; en arrière, pas de modification du son ni de la respiration.

Expectoration muqueuse presque nulle, avec quelques stries purulentes.

Température normale.

Urines : beaucoup d'albumine.

14 juin. — Les urines n'ont plus d'albumine.

19 octobre. — Pression artérielle de 10 à 11 seulement.

14 décembre. — Traces d'albumine. Pression artérielle basse. Matité paravertébrale droite. Pas de souffle tricuspidien. Souffle systolique à la pointe.

3 janvier 1901. — Au creux épigastrique, battements énergiques présystoliques systoliques, souffle tricuspidien intense se propageant le long du bord du sternum mais non dans les vaisseaux du cou.

La pointe n'est pas déplacée à son niveau, le souffle est peu intense et ne se propage pas dans l'aisselle.

7 janvier. — Pouls veineux, matité paravertébrale droite, avec obscurité respiratoire à la base du poumon droit.

Observation V

(Due à l'obligeance de M. le Professeur agrégé Roque).

Diagnostic : *Endocardite rhumatismale. — Insuffisance et rétrécissement mitraux. — Péricardite de la base. — Matité paravertébrale droite. — Congestion du sommet droit.*

Emilie M.., trente-deux ans, ménagère. Entrée le 3 janvier 1901.

Rien dans ses antécédents héréditaires.

Antécédents personnels. — Rougeole et scarlatine dans l'enfance : réglée à seize ans.

Mariée. Son mari a une bronchite. Ont eu 5 enfants dont 4 morts en bas âge.

Il y a sept ans, elle eut une bronchite violente avec expectoration sanglante à la suite d'un accouchement. Il y a deux ans, après sa dernière couche, elle eut une attaque de rhumatisme qui la tint au lit pendant trois semaines, et nécessita un mois et demi de convalescence; à ce moment la plupart des articulations furent prises tour à tour.

Depuis cette époque, elle ne s'est jamais bien portée. Dès sa convalescence, elle s'aperçut qu'elle était essoufflée dans la marche rapide et les efforts.

L'an dernier, durant trois semaines, l'oppression devint assez forte pour demander un repos complet.

Depuis deux ans elle s'enrhume facilement.

Cet été, elle eut une petite poussée rhumatismale du côté du pied gauche qui était enflé et douloureux. A ce moment, l'oppression augmenta.

Actuellement, elle vient à l'Hôtel-Dieu pour sa dyspnée, qui a augmenté et qui l'empêche de dormir depuis trois mois.

On se trouve en présence d'une femme normalement développée et ne présentant pas de facies bien spécial.

Elle a un peu de dyspnée au repos. Elle n'accuse comme signes fonctionnels que des envies de dormir, un peu de perte d'appétit. Elle ne tousse pas.

Pas de dyspnée paroxystique. Pas de phénomènes douloureux dans la région précordiale.

Au cœur, la pointe bat dans le 6e espace, sous la ligne mamelonnaire. Elle ne se déplace pas dans les mouvements de la malade. Nombreuses irrégularités.

La matité précordiale n'est pas sensiblement augmentée.

A la palpation léger thrill systolique. A l'auscultation : arythmie non régulière, tachycardie : 132, toutes les pulsations sont transmises au pouls. Il semble exister un souffle systolique à la pointe, on l'entend bien dans l'aisselle et au niveau de l'angle inférieur de l'omoplate.

Au niveau du troisième espace intercostal gauche existe un frottement qui semble systolique.

Aux poumons : *Diminution de la sonorité dans les fosses sus ou sous-épineuses droite et en avant sous la clavicule. A ce niveau la respiration est très dimi-*

nuée d'intensité, l'expiration un peu prolongée : pas de râles. Les vibrations y semblent un peu augmentées.

Tube digestif : langue un peu saburrale, perte de l'appétit.

Le foie est abaissé dans sa totalité, et déborde un peu les fausses côtes.

Nombreuses varices aux membres inférieurs.

Rate normale.

Les urines ont, ces derniers temps, beaucoup diminué de quantité, et présentent un disque notable d'albumine.

P. = 96.

7 janvier. — Matité paravertébrale droite, au niveau du septième espace intercostal droit.

16 janvier.— A la pointe, du souffle systolique prédomine toujours, on a un peu de claquement d'ouverture de la mitrale. Le frottement de la base existe toujours.

La matité paravertébrale persiste.

Toujours un peu d'expiration prolongée au sommet droit.

La malade quitte l'hôpital.

Observation VI

(Due à l'obligeance de M. le professeur agrégé Roque.)

Myocardite sénile. — Dilatation et hypertrophie du cœur. — Matité paravertébrale. — Signes de congestion œdemateuse localisée au poumon droit. — Autopsie.

B... Antoinette, soixante et onze ans, entrée le 5 octobre 1901. La malade a fait déjà deux séjours à l'Hôtel-Dieu pour son affection cardiaque.

Rien dans les antécédents héréditaires.

Rien dans les antécédents personnels, ni fièvres éruptives, ni rhumatismes.

Elle présente une dyspnée interne, continue (orthopnée). Figure pâle, pas de bouffissure de la face, mais les pieds et les jambes sont enflés.

Les urines sont foncées et présentent un disque d'albumine compact, mais mince.

Au cœur il est malaisé d'entendre les bruits, couverts par la respiration haletante. On ne peut guère entendre sous le sein que le deuxième bruit.

Les battements sont assez forts, mais très irréguliers et par salves. Pas de galop.

Le pouls est rapide (108) et dépressible, il présente des intermittences et des faux pas.

Aux poumons la sonorité est un peu diminuée à la base, quelques râles fins.

Le foie descend à trois travers de doigt au-dessous des fausses côtes ; il est très douloureux.

15 octobre.— Cœur, 152 pulsations irrégulières dont beaucoup ne se transmettent pas à la radiale. Pouls faible.

Dyspnée extrême. Cyanose des lèvres.

Digitaline Nativelle 1/1000, XXX gouttes.

16 octobre. — Digitaline Nativelle 1/1000, XX gouttes.

17 octobre. — Digitaline Nativelle 1/1000, XV gouttes.

18 octobre. — La maladie est très améliorée.

Cœur : 88. Presque régulier. Toutes les systoles se transmettent au pouls.

8 novembre. — Depuis 5 jours la malade est très dyspnéique. Cœur bat à 128 ; irrégularités transmises au pouls.

Aux bases des poumons, quelques râles de congestion.

28 novembre. — La malade est cyanosée, très dypsnéique.

44 respirations. Pouls petit : 104.

Foie gros et douloureux.

Léger souffle systolique à la pointe ; cœur irrégulier, bruits faibles.

Poumons : Râles de congestion à la base et au sommet droit.

7 janvier 1901.— La malade est toujours cyanosée. Vive dyspnée au moindre effort.

Arythmie en salve. Tachycardie : 120.

Souffle mésosystolique dans la région mésocardiaque.

Plaques de purpura à l'abdomen.

8 janvier. — Dyspnée toujours vive.

Hydrothorax des deux côtés.

Grands œdèmes des jambes.

Pouls irrégulier 124.

29 janvier. — La malade a déliré toute la nuit.

1 milligramme de digitaline.

Pouls plus régulier 108.

Aux poumons, l'hydrothorax a diminué.

En arrière et à droite, le long de la colonne, vers la 7e dorsale, matité paravertébrale de trois travers de doigt. Pas de signe de dilatation des cavités droites en avant.

1er février. — Pouls plus régulier, plus fort : 100.

La dyspnée a diminué.

Battements presque réguliers ; au cœur, au niveau de la 7e vertèbre dorsale, à droite, la percussion donne une légère matité, mais ce phénomène est beaucoup moins accentué que le 29 janvier.

Les œdèmes ont légèrement diminué.

25 février. — La malade ayant voulu manger est en asystolie complète depuis trois jours.

Pouls très faible et irrégulier, reflux hépato-jugulaire. Matité paravertébrale nette et congestion marquée du côté droit.

1er mars. — La digitaline administrée n'a pas agi.

Un peu de souffle au sommet droit.

4 mars. — La malade meurt sans phénomène nouveau.

Autopsie. — A l'ouverture du thorax on trouve une petite quantité de liquide dans les deux plèvres ainsi que dans le péricarde,

Au poumon gauche, un peu de congestion à la base.

Au poumon droit, congestion et œdème dans toute l'étendue du poumon aussi bien au sommet qu'à la base, le lobe moyen semble être le plus atteint.

Cœur. — Hypertrophié et dilaté. Le ventricule droit et l'oreillette droite sont surtout très dilatés et remplis de caillots.

Petites plaques de sclérose sur la valve interne de la mitrale. Sur l'aorte thoracique, nombreuses plaques d'athérome allant jusqu'au voisinage des sigmoïdes.

Le myocarde se laisse facilement déchirer au niveau des piliers de la mitrale ; du tissu de sclérose a remplacé le muscle. Sur le cœur droit, trois plaques laiteuses de péricardite ancienne.

Foie muscade. La vésicule contient deux calculs, un libre, l'autre enchatonné dans le canal cystique.

Reins congestionnés.

Observations VII

(Due à l'obligeance de M. le professeur agrégé Roque.)

Diagnostic : *Insuffisance et rétrécissement mitraux. Insuffisance et rétrécissement aortique. — Matité paravertébrale droite. — Œdème et congestion localisés au sommet droit. — Autopsie.*

Annette C..., quarante ans, ménagère, entrée à l'Hôtel-Dieu le 15 janvier 1901.

Rien à noter dans les antécédents héréditaires.

Antécédents personnels. — N'a jamais été malade, réglée à seize ans, a eu trois enfants, un seul vivant, les autres morts en bas âge. Jamais de rhumatismes. Nie l'éthylisme et n'en présente pas les stigmates. Il y a six mois, sans cause, apparaît de l'œdème des membres inférieurs, œdème bilatéral remontant un peu audessus du mollet. La malade souffrait et ne pouvait marcher sans douleurs. Environ trois semaines après la disparition de cet œdème, elle se réveilla brusquement une nuit, en proie à une extrême oppression, il lui semblait qu'elle étouffait. Cette oppression dura toute la nuit et se renouvela souvent depuis. De cette époque date un essoufflement constant dans la marche et l'effort, mais se manifestant surtout la nuit. A ces troubles s'est ajoutée une perte complète de l'appétit.

La malade tousse depuis quelques jours, sans expectoration.

Examen physique. — Malade bien constituée ; dit n'avoir jamais rien remarqué d'anormal chez elle jusqu'à ce jour, et, étant jeune, avoir pu courir sans fatigue ni essoufflement.

Au cœur : à la palpation, la pointe bat dans le 6e espace, presque dans l'aisselle, frémissement présystolique. A la percussion, matité paravertébrale droite au niveau du 6e espace intercostal droit.

A l'auscultation, souffle présystolique et systolique, le premier est soufflant et rude, le second doux et aspiratif : ils se propagent dans l'aisselle et dans le dos.

A l'aorte, dans le 2e espace intercostal droit, le deuxième bruit est soufflant, ce souffle se propage dans les vaisseaux du cou.

Pouls petit, sans caractère spécial, bat à 112.

Aux poumons : 44 respirations à la minute au repos, quelques râles muqueux aux deux bases. *Au sommet droit : submatité dans la fosse sus-épineuse, légère exagération des vibrations. Après la toux, râles sous-crépitants à la fin des grandes inspirations. Au même niveau, retentissement de la toux et de la voix.*

Rien au sommet gauche.

Le foie n'est pas augmenté de volume.

Langue bonne, pas de troubles gastriques, sauf inappétence, selles normales.

Léger œdème des membres inférieurs.

Urine : léger disque d'albumine.

T. = 38 degrés.

18 janvier. — Double souffle crural de Durozier.

Expiration prolongée au sommet droit ; à ce niveau, quelques râles à la fin des grandes inspirations.

Retentissement de la toux et de la voix au sommet droit, en arrière, un peu de souffle.

7 février. — L'aorte dépasse le sternum à droite d'un travers de doigt.

Il existe encore, mais peu marquée, un peu de submatité à droite, le long de la colonne, sur les 6e et 7e vertèbres dorsales. Plus de congestion du sommet droit.

Reflux jugulaire. — Souffle systolique à la tricuspide.

11 février. — Le malade accuse toujours des phénomènes angoissants extrêmement intenses, nocturnes seulement.

Œdème des membres inférieurs.

Un demi-centigramme de chlorhydrate de morphine

avait amené une cessation des phénomènes angoissants.

6 mars. — Depuis le début du mois, les phénomènes angoissants nocturnes ont reparu. — Ce matin le pouls est incomptable, petit, file sous le doigt.

Au cœur 180, affolé, les bruits anormaux ont disparu.

Un peu d'œdème, surtout marqué à la jambe droite.

8 mars. — Sous l'influence de la digitale, le pouls est très ralenti, 106. Les signes cardiaques commencent à reparaître.

11 mars. — Toujours un peu d'angoisse respiratoire la nuit, le cœur est plus calme. Matité paravertébrale droite. Râles au sommet droit.

13 mars. — Elle a eu la nuit dernière une dyspnée extrêmement vive.

Ce matin au cœur, 140.

Le foie est gros, les œdèmes reparaissent.

16 mars. — Cœur arythmique.

Double souffle à la pointe.

A l'aorte, souffle diastolique éclatant, l'aorte est dilatée, sa matité augmentée. Pouls irrégulier, 140.

16 avril. La malade a eu quelques frissons il y a deux jours, pas de point de côté, mais depuis elle tousse et a une expectoration assez abondante. A la base, quelques râles; au sommet, souffle tubaire.

17 avril. — La malade est très dyspnéique, on entend à distance de gros râles trachéaux, les extrémités sont froides.

Autopsie. — Le *cœur* est hypertrophié, il pèse 520 grammes. L'hypertrophie porte à la fois sur les cavités droite et gauche. On trouve l'oreillette droite couchée dans l'angle costo-vertébral, à droite de la colonne dorsale.

A l'orifice aortique il n'y a pas de rétrécissement, mais les sigmoïdes sont indurées et raccourcies. On trouve à la surface des trois valvules des végétations endocarditiques, surtout au niveau des bords libres.

Les valvules sont insuffisantes à l'orifice mitral.

L'aorte est dilatée, athéromateuse.

Le *poumon droit.* — Hépatisé, de couleur rouge foncé, ne crépite plus et tombe au fond du vase.

Gauche. — Le lobe inférieur est dense, de coloration lie de vin, il crépite mal et ne reste pas à la surface.

Observation VIII

(Due à l'obligeance de M. le professeur agrégé Roque)

Diagnostic. — *Cardiopathie de la ménopause. — Insuffisance et rétrécissement mitraux. — Gros cœur. — Rétrécissement et insuffisance aortique. — Matité paravertébrale droite. — Congestion de la base et du sommet droits.*

Philomène S..., quarante-quatre ans, lingère. Entrée 27 février 1901. Sortie 4 avril 1901.

Antécédents héréditaires. — Mère morte de suites de couches. Son père était asthmatique.

Antécédents personnels. — Mariée, un enfant mort du croup, un autre bien portant. Ethylique. Ménopause l'année dernière. La malade a eu la syphilis à seize ans. Depuis elle a toujours eu une bonne santé jusqu'au mois de janvier de l'année dernière. Elle aurait eu à cette époque une bronchite qui l'aurait obligée à garder le lit dix-huit jours, elle aurait eu de la fièvre pendant cette maladie. Depuis elle ne s'est jamais remise, avait souvent de la dyspnée d'effort et toussait un peu. Jamais d'œdème des membres inférieurs ni de palpitations.

Elle continua son travail. Depuis deux mois, l'oppression est devenue plus intense, survenant au moindre effort. En même temps, la malade avait des crises d'oppression nocturne et une insommie continuelle.

Il y a quinze jours, elle se mit à tousser, à expectorer des crachats visqueux adhérents. Elle avait un peu de fièvre, des douleurs dans l'hypocondre droit avec quelques troubles gastriques, digestions lentes, douleurs épigastriques après les repas, vomissements.

La malade vient à l'hôpital parce qu'elle a une dyspnée continue qui l'oblige à cesser tout travail. Elle tousse par quintes ; au repos, elle ne semble pas dyspnéique, le facies est rouge, sillonné de varicosités.

Aux poumons : sonorité normale en avant et en arrière aux sommets. Aux bases, submatité. Expiration prolongée aux sommets, aux bases obscurité respiratoire. *A la base droite, on perçoit après la toux des râles crépitants en bouffée, plutôt inspiratoires.* Quelques râles à gauche.

Cœur : la pointe bat avec force dans le sixième espace, dans la ligne axillaire en dehors du mamelon.

A l'auscultation de la pointe, souffle systolique rude en jet de vapeur, se propageant dans l'aisselle, mais non dans le dos. En dedans, on entend au niveau de l'appendice xyphoïde un souffle moins intense que le précédent.

Au foyer aortique, on a un souffle systolique qui ne semble pas être la propagation de celui de la pointe. Le deuxième bruit est sourd, un peu soufflant.

Double souffle crural de Durozier.

Pouls radial : tension 14, inégal, quelques intermittences.

Jugulaires un peu gonflés, pouls des jugulaires.

Les battements semblent systoliques.

Battements épigastriques.

Un peu de battement hépatique.

Le palper du foie provoque de la douleur ; il est difficile de sentir son rebord. Un peu de reflux hépato-jugulaire.

Pas d'œdème des membres inférieurs.

1er mars. — Souffle presystolique de la pointe.

Battements hépatiques très forts. Pouls veineux.

Au sommet droit on a un retentissement de la toux et de la voix avec souffle expiratoire, quelques râles fins, fugaces.

Au niveau de la septième dorsale, à droite, on a un peu de submatité.

13 mars. — Un peu d'albumine dans les urines.

Inégalité pupillaire, la gauche est plus dilatée.

Toujours congestion du sommet droit et matité paravertébrale en arrière.

La malade a été radioscopée. On a pu se rendre compte que l'oreillette droite dépassait l'ombre de la colonne d'environ 3 centimètres.

Rien de net du côté du poumon à la radioscopie.

27 mars. — La matité paravertébrale a à peu près complètement disparu, tandis que la congestion du sommet droit persiste. On a à droite un souffle expiratoire intense.

4 avril. — Mêmes signes à la pointe du cœur. A l'aorte, souffle diastolique et systolique.

Double souffle crural de Durozier.

La matité paravertébrale et les signes du sommet droit persistent toujours à la sortie de la malade.

Observation IX

(Due à l'obligeance de M. le Dr Mouisset.)

P... Louis-Marie, cinquante-quatre ans, tisseur, entré à l'Hôtel-Dieu le 18 mars 1901.

Résumé : *Depuis vingt-cinq ans : troubles respiratoires, dyspnée, bronchite. (Bacillose probable ?)*

En 1900, affection grave avec cyanose, crachats hémoptoïques (infarctus ?). Actuellement : forme tardive de la maladie bleue.

Emphysème pulmonaire. Bronchite prédominante à droite. Matité paravertébrale à droite *(signes cavitaires au sommet)? Anasarque, cyanose généralisée. Insuffisance mitrale et tricuspide, pouls veineux, foie cardiaque:*

Autopsie.

Rien à signaler dans les antécédents héréditaires. Ses antécédents personnels sont peu nets. Cependant il ne semble jamais avoir fait d'excès alcooliques. Il n'est pas marié, a fait son service militaire et ne se souvient pas d'avoir souffert jusqu'à trente ans.

Vers cet âge, il commence à être essoufflé, les moindres efforts lui étaient très pénibles et fréquemment il était obligé d'interrompre son travail. Cet essoufflement a toujours été en augmentant. D'autre part, il dit s'enrhumer très fréquemment l'hiver, il a déjà présenté les mêmes symptômes que ceux qui l'amènent actuellement à l'hôpital. Il est resté cinq ou six jours cyanosé et a dû garder le lit pendant tout ce temps, il était très essoufflé et présentait des crachats rouge foncé.

A son entrée, le malade présente un état de cyanose très accentué, le visage a une teinte bleu noirâtre intense, le nez surtout, la langue et les oreilles sont extrêmement colorées.

Au cœur, la pointe bat dans le sixième espace sur la ligne mamelonnaire. Souffle systolique à la pointe, se propageant sous l'aisselle et ne présentant pas une intensité nouvelle à l'appendice xiphoïde. Pas d'arythmie. P. = 120. Les jugulaires sont très dilatées et présentent à droite un vrai pouls veineux.

Anasarque. — Le foie déborde un peu les fausses côtes.

Aux poumons, sous la clavicule droite, submatité à l'auscultation, souffle creux uniquement inspiratoire, rien d'anormal à gauche; en arrière, à droite, matité le long de la colonne, sur une étendue de quatre travers de doigt à partir de l'insertion de l'épine de l'omoplate, la respiration est emphysémateuse, elle s'entend dans toute l'étendue des poumons, mais elle est plus obscure à droite où elle est plus obscure. Dans la fosse sus-épineuse l'inspiration est soufflante sans bruits de gargouillement, et à ce niveau la sonorité est moindre que du côté opposé.

Les urines ne contiennent pas d'albumine.

23 mars 1901. — P. = 112. La pointe bat en dehors de la ligne mamelonnaire.

27 mars. — L'œdème persiste, mais rare, sans albumine. La cyanose est un peu plus marquée. Subdélire dans la nuit. Expectoration muco-purulente abondante. Râles muqueux aux bases.

Autopsie. — Ouverture du thorax. Demi-litre de liquide environ dans chaque plèvre.

Adhérences aux deux poumons, surtout à droite, du côté de la plèvre diaphragmatique.

A la coupe du poumon gauche on ne remarque aucune lésion. Congestion marquée.

Le poumon droit présente des cavernules renfermant un liquide puriforme ; les bronchioles sont béantes, dures, et semblent être dilatées. On ne peut dire à l'examen macroscopique si on est en présence de cavernules dues à l'ectasie bronchique ou à des foyers tuberculeux. Etat congestif considérable.

L'examen histologique montre, indépendament de la dilatation des bronchioles, un réseau capillaire extrêmement dilaté et en dehors de la bronche, dans l'anneau scléreux et, dans les traînées de sclérose qui envahissent tout, la dilatation vasculaire est telle qu'elle rappelle un véritable tissu caverneux. Rien qui rappelle la tuberculose scléreuse ou récente.

Le cœur vu en place est volumineux, l'oreillette droite

en particulier est très distendue, et elle est tout entière à droite de la colonne.

Valvules saines. Oblitération incomplète du tissu de Botal, orifice assez grand pour laisser passer la sonde cannelée.

Observation X

(Due à l'obligeance de M. le professeur agrégé Roque.)

Diagnostic : *Insuffisance et rétrécissement mitraux. — Matité paravertébrale. — Congestion œdémateuse de la base et du sommet droit.*

Marie O..., soixante-sept ans, ménagère, entrée le 15 janvier 1901.

Rien à signaler dans les antécédents héréditaires.

Antécédents personnels : Bonne santé dans l'enfance. Réglée à dix-sept ans. Ménopause à vingt-cinq ans à la suite d'une chute dans l'eau pendant l'inondation de 1865. Mariée deux fois, jamais d'enfants ni de fausses couches. Semble être éthylique,

Toujours bien portante, sauf différents traumatismes. Tousse depuis longtemps les hivers, mais n'avait pas eu d'oppression. Depuis longtemps aussi, elle avait eu de l'œdème des membres inférieurs. Il y a neuf ans elle avait fait un séjour à l'hôpital pour des douleurs rhumatismales.

Elle est essoufflée depuis deux mois et c'est pour cela qu'elle rentre à l'Hôtel-Dieu. Elle a perdu l'appétit depuis le commencement de ces accidents ; à part les pituites matutinales qu'elle a depuis de longues années, pas de vomissements.

Constipation habituelle.

Examen physique :

Teint pâle ; figure bouffie.

Thorax globuleux.

Aux poumons : à la percussion, matité en arrière à la base gauche avec disparition des vibrations, espace de Traube conservé.

Au sommet droit, submatité dans les fosses sus- et sous-épineuses, sonorité normale dans le reste des deux poumons.

A l'auscultation : à la base droite, *quelques râles humides muqueux ;* au sommet droit, en arrière, *nombreux râles sous-crépitants.*

Base gauche, obscurité complète ; cependant, à la fin des grandes inspirations, quelques râles sous-crépitants lointains.

La malade tousse très peu, expectoration peu abondante, légèrement muco-purulente.

Au cœur : pointe difficile à délimiter, semble battre dans le cinquième espace. Rien d'appréciable à la palpation.

A la percussion : matité paravertébrale droite nette entre le sixième et le huitième espace intercostal, s'étendant transversalement sur une étendue de deux travers de doigt.

A l'auscultation : à la pointe, rythme à trois temps, composé d'un souffle systolique et d'un dédoublement du deuxième huit.

P. = 120. Respiration : 44.

A l'aorte : deuxième bruit éclatant. Battement derrière la fourchette sternale.

Pas de pouls veineux.

Foie dépasse les fausses côtes de deux travers de doigt.

Légère ascite. Léger œdème des membres inférieurs.

Température normale.

Urines : pas d'albumine.

2 février. — Signes nets de dilatation de l'oreillette droite en arrière.

7 février. — Les râles persistent, du côté droit surtout.

Toujours matité paravertébrale notable.

Un peu d'œdème des jambes.

Reflux hépato-jugulaire.

Observation XI

(Due à l'obligeance de M. le professeur agrégé Roque.)

Diagnostic : *Insuffisance et rétrécissement mitraux. — Hystérie. — Matité paravertébrale droite. — Congestion du poumon droit au sommet. — Autopsie.*

Madeleine O..., quarante-six ans, blanchisseuse, entrée à l'Hôtel-Dieu le 18 octobre 1900.

Rien à noter dans les antécédents héréditaires.

Antécédents personnels. La malade a toujours été très nerveuses (sensations de boule, perte de connaissance, pleurs abondants au réveil). Les crises reviennent trois ou quatre fois par semaine.

Réglée à onze ans régulièrement.

Mariée à vingt-six ans : 2 enfants morts, l'un peu après sa naissance, l'autre à vingt-sept mois.

La malade dit avoir été bien portante jusqu'à trente ans.

Il y a huit ans, elle aurait fait un séjour à l'Hôtel-Dieu pour une affection abdominale mal caractérisée. Quinze jours après sa sortie, elle prit un rhumatisme généralisé à toutes les articulations et resta un mois au lit. Rechute l'année suivante, moins violente.

Œdème des jambes il y a deux mois, qui a beaucoup diminué depuis.

Actuellement la malade est très agitée. Zones hystérogènes très nettes. Hémianesthésie imparfaite. Anesthésie cornéenne et pharyngée.

De plus, elle est alcoolique et l'avoue elle-même.

Au cœur, 164 pulsations.

La pointe bat dans le sixième espace, mais elle n'est pas déjetée en dehors. A la main, frémissement présystolique. A l'auscultation, bruits précipités et violents, avec des irrégularités; pas de souffle ; dédoublement inconstant du deuxième bruit.

Aux poumons, sonorité normale, plutôt exagérée. Inspiration rude et courte, expiration prolongée avec quelques râles ; *ces bruits sont plus marqués à droite où on les entend jusqu'au sommet.*

Foie volumineux.

Œdème remontant jusqu'aux genoux.

Urines, pas d'albumine.

22 octobre 1900. — Cœur toujours irrégulier, mais ralenti : 100.

27 octobre. — Léger roulement présystolique inconstant, pas de frémissement.

13 décembre. — Frémissement systolique sur toute

la surface précordiale. Bruit frémissant systolique légèrement piaulant. Œdème jusqu'à la partie inférieure de l'abdomen. Subdélirium.

18 décembre. — Plus de délires, pouls faible.

5 janvier 1901. — Sous l'influence du régime lacté, la tachycardie a diminué ; pouls 108, tension 11. Ronflement systolique prédominant à la pointe.

Dans l'aisselle, ce ronflement prend nettement les caractères d'un souffle. Un peu d'ascite.

Liquide dans les deux bases. Pouls veineux.

Léger disque d'albumine.

30 janvier. — Œdème généralisé (membres inférieurs, bras, face). Délire. Cyanose des extrémités.

Au sommet du poumon droit, signes d'induration.

Retentissement de la toux et de la voix ; expiration prolongée ; gros ronchus prédominant à ce niveau.

Dilatation des jugulaires et pouls veineux.

Recherche de la dilatation des cavités droites.

Les signes fournis sont négatifs en avant, où la percussion ne donne que de la sonorité. En arrière, de la 6e à la 7e vertèbre dorsale, sur trois à quatre travers de doigt, on a une diminution très nette de la sonorité.

Ascite considérable, avec congestion hépatique et battements nets à la palpation.

Crachats rougeâtres.

La malade succombe.

Autopsie. — Dans la cage thoracique, pas de liquide dans les plèvres, mais atelectasie du lobe inférieur gauche.

Au poumon droit, infarctus du volume d'une petite noix, autour de ce point congestion et œdème.

Le lobe inférieur est également œdématié et congestionné.

Poumon gauche, 350 grammes.

Poumon droit, 570 grammes.

Abdomen. — Ascite. Liquide clair, citrin, 6 à 7 litres. Pas d'inflammation péritonéale.

Foie congestionné, très muscade à la coupe et un peu graisseux, 1650 grammes.

Rate. — 160 grammes. Rien d'anormal.

Reins un peu granuleux à leur surface, la capsule s'enlève facilement; pèsent chacun 175 grammes.

Cœur hypertrophié et dilaté dans sa totalité, 650 grammes. Le myocarde est assez résistant.

Pas de trace de péricardite ancienne ou récente.

Une plaque d'athérome sur la crosse de l'aorte.

Ouvert, il existe de la sclérose avec noyau d'athérome sur la partie médiane des trois sigmoïdes aortiques.

Sur la valve antéro-interne existent de petites végétations de la grosseur d'un grain de semoule, qui semblent récentes.

Les valves de la mitrale sont indurées, soudées, formant un orifice qui laisse à peu près passer deux doigts. Cet orifice est, sur son pourtour, bordé de petites végétations de même dimension que celles trouvées sur l'aorte.

Pas de débris de cordages tendineux pouvant expliquer le bruit systolique piaulant que l'on percevait.

Rien à signaler dans le cœur droit. L'oreillette, de ce côté-là, était dilatée, mais moins que la gauche.

Observation XII

(Due à l'obligeance de M. le professeur agrégé Roque.)

Myocardite. — Albuminurie. — Syndrome de Basedow. — Hydrothorax droit. — Matité paravertébrale. — Congestion et œdème du poumon droit (base et sommet). — Autopsie.

Marguerite L..., soixante-cinq ans, ménagère. Entrée le 11 mars, morte le 14 avril 1901.

Antécédents personnels : Rougeole, coqueluche dans l'enfance. Réglée à quatorze ans, ménopause à cinquante et un ans.

Toujours bonne santé auparavant.

Elle est malade depuis déjà trois à quatre hivers : à ce moment, elle était essoufflée et toussait beaucoup. Actuellement, elle vient pour de l'oppression et de l'œdème des jambes. Cet œdème a débuté il y a trois mois et est arrivé peu à peu au point où il est actuellement. Elle est essoufflée au moindre effort ; au repos, elle a même de la peine à avoir sa respiration. Elle tousse un peu par quintes, expectore des crachats peu abondants, purulents.

Elle a conservé l'appétit, mais elle a quelques envies de vomir ; elle est habituellement constipée.

A l'examen physique, la malade présente un fort œdème des membres inférieurs, qui remonte jusqu'à la partie inférieure de la paroi abdominale, qui est également œdématiée.

Aux poumons. — *Matité à la base droite en arrière :* ailleurs, sonorité normale, plutôt exagérée.

Auscultation, *obscurité complète à la base droite.* Dans les deux poumons la lumière est très diminuée, l'expiration est un peu prolongée, un peu partout on a de gros râles et quelques sibilances. Pas de souffle.

Ces signes prédominent à la base gauche.

Au cœur, pointe déviée dans le cinquième espace en dehors de la ligne mamelonnaire. Les bruits sont irréguliers : arythmie en salves. A la pointe on compte 120, au pouls 108.

Ce dernier est petit, sans tension.

Impulsion forte du cœur.

Aux différents orifices, les bruits sont sourds, mais pas de souffle.

Les jugulaires sont saillantes, pas de vrai pouls veineux, danse des carotides, battements dans presque toute la région du cœur.

L'abdomen ne semble pas présenter d'ascite, le foie est gros, douloureux, dépasse de quatre travers de doigt les fausses côtes.

La langue est un peu saburrale.

Elle n'accuse pas de céphalée, mais insiste sur l'état d'énervement constant dans lequel elle se trouve.

Un peu de tremblement des doigts.

Le corps thyroïde n'est pas hypertrophié, mais le lobe gauche est plus dur que normalement.

Le regard est un peu étrange, un peu d'exophtalmie et éclat anormal des yeux.

T. = 38 degrés.

Les urines contiennent un léger disque d'albumine.

Elle aurait eu un goitre étant jeune, mais il a complètement disparu à l'âge de dix-sept ans.

15 mars. — Le pouls est toujours irrégulier, sans tension, et bat à moins de 100, le cœur à 140.

Cyanose très marquée.

Etat somnolent et obnubilation cérébrale.

16 mars. — Pouls 120, un peu meilleur comme tension, toujours irrégulier ; cœur 128.

18 mars. — Sous l'influence de deux doses de 5 milligrammes de digitaline, le pouls est presque égal aux battements cardiaques ; il a repris une tension notable.

L'exophtalmie a diminué, l'œdème est moins dur.

19 mars. — La malade a subdéliré toute la nuit.

Pouls irrégulier, moins bon qu'hier. Cyanose plus marquée ; cœur 112, toujours arythmique.

20 mars. — Arythmie en salve.

P. = 96, cœur 120.

Toujours subdélire.

Elle est moins cyanosée.

Matité paravertébrale à droite extrêmement marquée.

Signes de congestion au sommet droit.

23 mars. — Cyanose moins marquée. Pouls moins irrégulier. Elle a toujours du subdélire, consistant surtout en phénomènes d'excitation ; elle se plaint des Sœurs, de ses voisines, veut se lever, tout l'énerve.

26 mars. — Toujours même état.

Autopsie. — *Cœur* couché horizontalement au-devant de la colonne, à grand axe horizontal. La ligne médiane le divise en deux parties égales, et l'oreillette droite, refoulant le hile du poumon, vient se loger dans l'angle costo-vertébral. Une fiche enfoncée dans le septième espace intercostal droit traverse l'oreillette droite qui est très dilatée.

Poumon gauche pèse 800 grammes.

Poumon droit 650 grammes; il est atrophié et refoulé en dehors par l'oreillette; il est très congestionné, autant à la base qu'au sommet, presque bleuâtre, laissant sourdre du sang noir.

CHAPITRE III

PREUVES CLINIQUES

Des observations qui précèdent, nous pouvons déduire un certain nombre de faits importants sur lesquels nous allons établir nos preuves cliniques.

Le plus frappant de ces faits se trouve dans la coïncidence permanente de deux phénomènes : d'une part l'existence de la localisation de l'œdème et de la congestion pulmonaire au niveau du poumon droit ; de l'autre, la constatation de la dilatation de l'oreillette droite par la zone de la matité paravertébrale droite.

Tous les malades que nous avons observés présentent soit de la myocardite (obs. I, VI, XII), soit des cardiopathies valvulaires : insuffisance et rétrécissement mitraux (obs. III, V, X, XI) ou lésions mitro-aortiques (obs. IV, VII, VIII), et nous pouvons parmi eux distinguer ceux qui ont déjà présenté des manifestations asystoliques antérieures (œdèmes, hydrothorax, etc.) et ceux chez lesquels la présence de signes d'œdème congestif pulmonaire seul semble indiquer la détresse du muscle cardiaque.

Dans l'observation V, par exemple, nous avons une endocardite rhumatismale qui ne présente aucun œdème des membres inférieurs, mais tout le poumon droit, au sommet, présente toutes les espèces d'œdème congestif (submatité, exagération des vibrations, diminution de la respiration), et en même temps, chez la même malade, nous trouvons au niveau du septième espace intercostal droit une zone assez étendue de matité paravertébrale.

De même dans l'observation VIII, aucun signe viscéral ou périphérique de sa cardiopathie, si ce n'est l'œdème congestif du poumon droit coïncidant avec une zone de matité paravertébrale droite vers la septième vertèbre dorsale.

Si nous prenons maintenant l'observation XI, nous sommes en présence d'une malade ayant de grands œdèmes des membres inférieurs, remontant jusqu'à la paroi abdominale, présentant en outre un peu de liquide dans ses deux plèvres, de l'ascite, un foie cardiaque ; enfin, du côté de son poumon droit, des signes très nets d'induration. Cette malade avait encore un cœur très hypertrophié et très dilaté, comme l'a montré l'autopsie, et l'examen clinique avait permis de constater l'existence d'une large zone de matité paravertébrale droite.

Et si nous passons en revue d'une façon plus générale les principaux symptômes qui nous intéressent chez les malades observés, toujours nous constaterons le paraléllisme des deux phénomènes.

Du côté du cœur, que nous ayons affaire à des myocardites ou a des endocardites, nous sommes toujours en présence d'un cœur qui a lutté et qui, secondairement, a vu ses cavités droites se distendre. « La valvule triglochine, comme dit Gendrin, ne ferme pas l'orifice auriculo-ventriculaire droit d'une façon complète dans un très grand nombre de cas peut-être même dans la plupart des maladies du cœur très avancées. Cette circonstance n'a été remarquée par aucun des auteurs qui ont écrit sur les maladies du cœur : c'est un phénomène secondaire des plus fréquents dans les affections du cœur gauche. »

On voit alors apparaître du pouls veineux et du reflux hépato-jugulaire (obs. I, IV, VIII, X, XI, VII, VI, IX).

La matité paravertébrale devient appréciable. La percussion donne soit de la submatité, soit de la matité complète. Elle est même quelquefois si considérable qu'on peut se demander un moment si on n'est pas en présence d'un épanchement pleural, mais l'absence des signes spéciaux de l'épanchement permet de faire le diagnostic, ainsi que les limites toujours très nettes de la zone de matité.

Et à ce propos M. le professeur Teissier nous a souvent parlé d'un malade qu'il avait eu l'occasion de voir avec un de ses confrères de la ville, le Dr B... Ce malade, rhumatisant, porteur d'une double lésion endocarditique (rétrécissement mitral et insuffisance aortique), présentait une large matité paravertébrale avec abolition des vibrations thoraciques à ce niveau, à telle enseigne que son médecin en avait été frappé et avait cru tout d'abord à l'existence d'un épanchement pleurétique. Mais comme il n'existait aucun signes d'hydrothorax, il avait bien fallu abandonner cette idée : cette matité n'était autre chose que la zone de projection de l'oreillette droite distendue à l'extrême et elle correspondait avec une large zone d'œdème circonscrit du même côté. Il n'existait aucun signe d'œdème à gauche.

La dypsnée que présentaient nos malades était de caractères variables :

Crises de dyspnée transitoire (obs. I) ;

Dyspnée au moindre effort (obs. V, VI, III) ;

Dyspnée nocturne surtout (obs. VII, III).

L'expectoration est en rapport avec l'état pulmonaire. Tantôt les crachats sont muqueux ou muco-purulents aérés, ressemblant à des crachats de bronchite (obs. VII, IV, X), tantôt ils sont spumeux et rosés (obs. II, III), tantôt franchement hémoptoïques (obs. XI, III).

Les signes présentés par le poumon ont une très grande importance, surtout quand on les trouve chez des cardiaques qui n'ont pas encore de manifestations du côté des membres inférieurs ou des autres organes. Chez ces malades, en effet, on peut prendre les signes d'induration d'origine cardiaque pour des lésions bacillaires. Cette confusion a été faite fort souvent et Gendrin attire l'attention sur elle dans sa deuxième leçon sur les affections du cœur. « Nous avons vu des malades, dit-il, qui avaient eu plusieurs hémoptysies, qui avaient éprouvé après l'hémoptysie de la fièvre, de la douleur de côté, une dyspnée plus ou moins marquée, une toux chronique, etc... A l'auscultation, l'on trouvait chez ces malades de la *matité circonscrite* en un ou deux points du thorax, on entendait une respiration dure semi-crépitante, quelquefois un léger souffle tubaire..... D'après tous ces symptômes, des médecins fort éclairés considéraient souvent ces malades comme des phtisiques lorsqu'ils n'avaient en réalité que des lésions pulmonaires qui succèdent à des infiltrations sanguines pulmonaires consécutives elles-mêmes à des affections du cœur. »

Aussi bien, ce doute s'est-il présenté chez le malade de l'observation III chez lequel le séro-diagnostic tuberculeux fut fait plusieurs fois ; toujours il fut trouvé négatif, des inoculations aux cobayes furent également négatives, enfin la recherche des bacilles de Koch dans les crachats ne donnèrent aucun résultat.

Le malade de l'observation IX fut soupçonné aussi de tuberculose, mais l'examen histologique du poumon décela de la sclérose du poumon d'origine cardiaque, rien dans les lésions ne rappelant de la tuberculose scléreuse ou récente.

Nos malades ont donc présenté au poumon droit tous les signes de l'œdème congestif ou de l'œdème chronique avec induration légère d'origine cardiaque, signes qui se localisaient dans le poumon droit, soit à la base, soit au sommet, soit dans toute la portion de l'organe.

C'est au sommet que les signes nous ont paru le plus fréquents, où on a noté de la submatité comme dans les observations II, III, IV, V, VII, IX.

Chez d'autres malades on a noté de la matité à la base (obs. I, XII, VI, VIII).

L'auscultation nous a donné de l'obscurité respiratoire au niveau de la zone de la matité ou de submatité (obs. IV, V, XII), du retentissement de la toux et de la voix (obs. IV, VII, IX, XI), des râles sous-crépitants (obs. II, III, VI, VIII, IX, XII), plus marqués à la fin des grandes inspirations et après la toux (obs. VII), des râles à fines bulles (obs. I), des sibilances et des ronchus (obs. I, IX, XII), de la respiration soufflante et même du souffle véritable, indice d'une splénisation plus marquée (obs. IV, VII, VIII).

Tels sont les signes cliniques relevés dans nos observations. Dans un certain nombre d'entre elles (obs. III, VI, VII, VIII, X, XII), on a noté des signes d'épanchement à la base du poumon gauche, ce qui donne raison aux conclusions de Joalard affirmant la prédominance des manifestations pulmonaires dans le lobe inférieur du poumon gauche. Quoi qu'il en soit, la coïncidence de signes pulmonaires à droite et de la matité paravertébrale droite semblent bien montrer que la dilatation de l'oreillette droite agit comme condition auxiliaire, tout au moins pour déterminer la localisation à ce niveau.

Mais il est encore un fait important plus difficile à contrôler, mais qui n'existe pas moins et qui a été constaté dans deux de nos observations (obs. III, VII). C'est la diminution ou la disparition parallèle des deux phénomènes : la matité paravertébrale diminuant ou disparaissant, on voit aussi disparaître les signes pulmonaires.

Chez le malade de l'observation III, à la fin de son séjour à l'Hôtel-Dieu, on note : les phénomènes de congestion du poumon droit ont disparu, et la sonorité est revenue dans la région paravertébrale droite. Chez la malade de l'observation VIII, on voit, à la suite du repos, du régime et du traitement, la matité paravertébrale presque complètement disparue ainsi que la congestion du sommet droit.

Dernièrement enfin, nous avons eu l'occasion de revoir la malade de l'observation V; elle présente toujours un léger degré de péricardite de la base et d'insuffisance mitrale, mais plus aucun signe de dilatation de l'oreillette droite ni de congestion du poumon droit.

De tous ces faits nous pouvons donc tirer la pathogénie de la localisation spéciale de l'œdème pulmonaire au poumon droit dans le cours des affections cardiaques et nous nous croyons autorisé à affirmer qu'elle est due à la compression des veines pulmonaires par l'oreillette droite dilatée.

L'étude anatomique des veines pulmonaires et de leurs rapports milite en faveur de ce que nous avançons.

PLANCHE I.

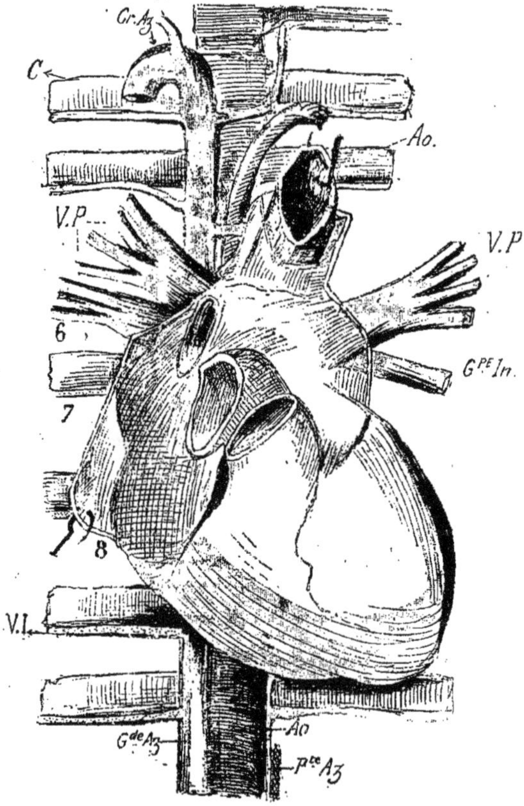

Cr. Az. Crosse de l'azygos. — C. Côte et sa veine intercostale affluant de l'azygos. — V. P. Veines pulmonaires droites. — 6, 7, 8. Zone de matité paravertébrale correspondant à l'oreille droite. — V. I. Veine intercostale.— Gde A. Grande azygos. — Ao. Aorte réclinée en dehors et à gauche pour laisser voir le canal thoracique. — V. P. Veines pulmonaires gauches. — Gpe Su. Groupe supérieur. — Gpe In. Groupe inférieur. — Ao. Aorte masquant le canal thoracique. — Pte Az. Petite azygos, (D'après le dessin de M, Duroux,)

CHAPITRE IV

PREUVES ANATOMIQUES
ANATOMIE DES VEINES PULMONAIRES DROITES NORMALES

Les veines pulmonaires droites ramenant au cœur le sang hématosé s'étendent du hile du poumon droit à l'oreillette gauche. Elles sont constituées par les branches veineuses tertiaires, secondaires et primaires issues du poumon droit et se réunissant par convergence au hile. Elles sont au nombre de deux : la veine droite supérieure et la veine droite inférieure. Il n'est toutefois pas rare d'en observer une troisième ou veine moyenne qui, soit demeure indépendante et va se jeter isolément dans l'oreillette gauche, soit se réunit à la veine supérieure ; cette disposition est de beaucoup la plus fréquente.

La veine supérieure correspond au lobe supérieur du poumon, la veine inférieure correspond au lobe inférieur (pl. I). Leur longueur est un peu plus considérable que celle des veines pulmonaires gauches. La veine supérieure mesure environ 20 millimètres, l'inférieure 25 millimètres.

Elles sont dirigées de dehors en dedans et sont

situées dans leur ensemble sur un plan plus postérieur que les veines pulmonaires gauches. Enfin, la veine pulmonaire droite supérieure est sur un plan plus antérieur que la veine inférieure comme l'avait signalé Bourgery.

Voyons maintenant la direction que suivent les veines pulmonaires droites pour se rendre du hile du poumon à l'oreillette gauche.

La veine supérieure se dirige obliquement de dehors en dedans, d'avant en arrière et de haut en bas. La veine inférieure au contraire est presque horizontale, très légèrement oblique de dehors en dedans, d'arrière en avant et de bas en haut.

Au point de vue des rapports des veines pulmonaires droites, les auteurs distinguent dans ces veines deux portions à peu près égales : l'une externe non péricardique, l'autre interne, péricardique.

La portion péricardique est très courte, car le péricarde n'entoure la veine pulmonaire que sur une longueur de 5 millimètres au maximum ; et encore ce revêtement péricardique peut-il être considéré comme fort incomplet, car, d'après les observations de His, Soulier et Raynal, la face postérieure de la veine pulmonaire droite supérieure en serait complètement dépourvue et l'inférieure n'aurait qu'un revêtement partiel.

Quoi qu'il en soit, les veines pulmonaires droites dans cette portion péricardique répondent exactement en avant au sillon interauriculaire d'ailleurs très peu marqué ; en arrière : à la partie médiane de la 7e vertèbre dorsale et du disque intervertébral de la 7e à la 6e vertèbre dorsale (pl. II), dont elles ne sont séparées que par un faible espace, 1 centimètre environ, occupé par le canal thoracique et du tissu cellulaire graisseux.

Elles ne présentent à ce niveau aucun rapport avec l'œsophage qui est légèrement reporté à gauche (planche III). Il n'est donc pas étonnant, après ces quelques notions, qu'une dilatation même assez peu marquée de l'oreillette droite, dilatation qui ne peut se faire que du côté du médiastin postérieur, mette en rapport immédiat avec la colonne cette première portion des veines pulmonaires droites.

Beaucoup plus intéressante pour nous est la portion extrapéricardique ou portion libre. Jusqu'à leur entrée dans le poumon, c'est-à-dire jusqu'au hile, la veine supérieure et la veine inférieure présentent en avant des rapports importants, elles longent pendant tout ce trajet, long de 2 centimètres environ, la face postérieure de l'oreillette droite.

La veine supérieure entre en rapport immédiatement après sa sortie de l'oreillette gauche, avec l'oreillette droite à sa partie tout à fait supérieure au niveau de l'abouchement dans cette cavité de la veine cave supérieure (pl. II) dont elle est séparée par le tronc de l'artère pulmonaire droite. Sa direction légèrement ascendante comme nous l'avons vu plus haut la met alors en rapport avec la bronche droite qu'elle longe pendant un court espace en suivant son bord inférieur, puis elle la contourne et se trouve alors située au niveau de sa pénétration dans le poumon entre cette bronche qui est en arrière d'elle et l'artère pulmonaire qui est en avant (pl. III).

La veine pulmonaire inférieure sort de l'oreillette gauche par son angle inférieur droit et arrive aussitôt en contact avec la face postérieur de l'oreillette droite, un peu au-dessus du point d'abouchement de la veine cave inférieure dans cette cavité (pl. II), et arrive au poumon où elle se place en arrière de la bronche correspondante.

Quels sont, maintenant, les rapports postérieurs des veines pulmonaires droites? Nous pouvons les envisager ensemble, car les rapports sont à peu près les mêmes pour les deux veines. Arrivées à droite de la colonne vertébrale, elles croisent à angle droit la grande veine azygos qui les entoure, pour ainsi dire, de sa crosse. La veine azygos les sépare à ce niveau du bord droit de la colonne dorsale et des 6e et 7e articulations costo-vertébrales. N'oublions pas son rapport moins immédiat, il est vrai, avec le grand sympathique droit, qui passe au niveau des articulations costo-vertébrales. Depuis le point où elle croise la grande veine azygos jusqu'au hile, la veine pulmonaire droite inférieure ne se trouve séparée du plan costal que par le bord postérieur du poumon droit, épais d'environ 3 centimètres, qui occupe le sinus costo-vertébral.

Tels sont les rapports des veines pulmonaires droites que nous avons constatés sur des sujets normaux dans les quelques recherches que nous avons pu faire au Laboratoire d'anatomie dans le courant de l'hiver présence de MM. Bert et Vignard.

Nous avons commencé par injecter au suif l'oreillette droite par la veine jugulaire droite. Quant à l'injection des veines pulmonaires, voici comment

PLANCHE II.

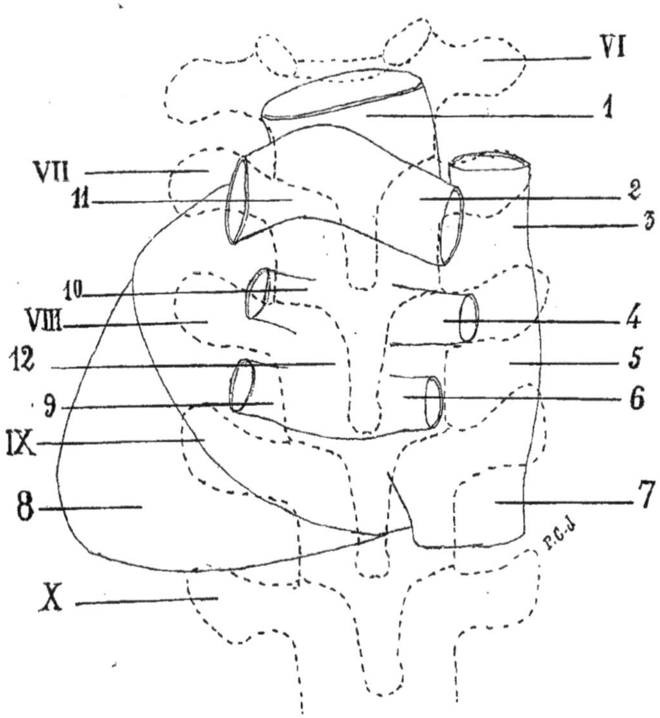

Projections des veines pulmonaires sur la colonne dorsale

VI, VII, VIII, IX, X. Vertèbres dorsales. 1. Aorte.— 2. Atère pulmonaire droite. — 3. Veine cave supérieure.— 4. Veine pulmonaire droite (groupe supérieur). — 5. Oreillette droite. — 6. Veine pulmonaire droite (groupe inférieur). — 7. Veine cave inférieure.— 8. Ventricule gauche. — 9-10. Veine pulmonaire gauche. — 11. Artère pulmonaire gauche. — 12. Oreillette gauche.

PLANCHE III.

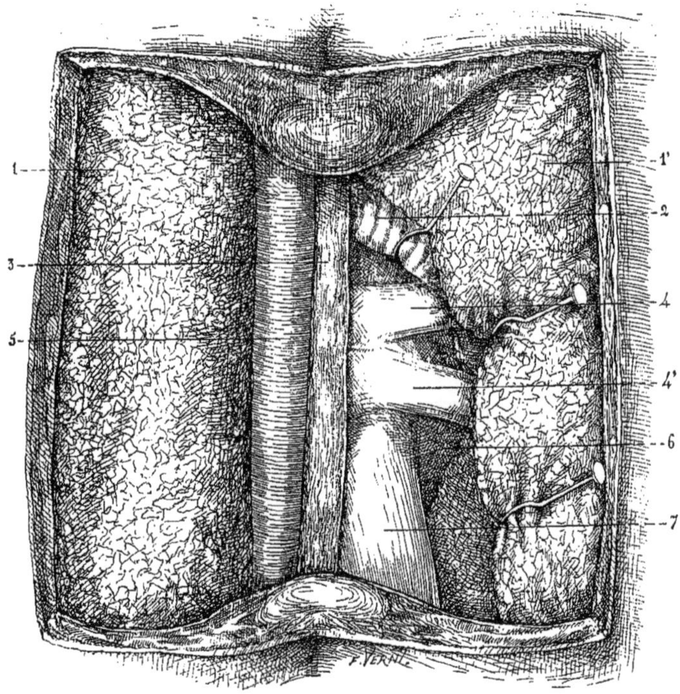

Thorax ouvert en arrière entre la 5e et la 9e vertèbre dorsale

1. Poumon gauche. — 1'. Poumon droit.— 2. Bronche droite.— 3. Œsophage. — 4. Veine pulmonaire droite (groupe supérieur).— 4'. Veine pulmonaire droite (groupe inférieur). — 5. Aorte. — 6. Oreillette droite. — 7. Veine cave inférieure. (D'après une de nos préparations.)

nous l'avons effectuée. Après ligature des membres supérieurs à leur racine et des deux carotides, nous avons poussé l'injection par l'aorte abdominale, et, forçant les sigmoïdes aortiques et la valvule mitrale, l'oreillette gauche et les quatre veines pulmonaires s'y jetant, se sont trouvées injectées.

Nous avons alors fixé le cœur à sa place par une fiche axillo-axillaire, ce qui nous a permis de retourner le sujet, sans que l'effet de la pesanteur ne se fasse sentir sur les rapports postérieurs de l'organe.

Le sujet étant retourné, nous avons ouvert la face postérieure du thorax, entre la 5e et la 9e vertèbre dorsale et la section des côtes correspondant à 10 centimètres de chaque côté de la ligne médiane nous a donné une large ouverture sur le médiatin postérieur (pl. III).

Après avoir réséqué la veine azygos et le canal thoracique et érigné légèrement le poumon droit, nous nous sommes trouvé immédiatement sur les veines pulmonaires droites (voir la planche III), distantes, comme nous l'avons vu plus haut, de 1 centimètre environ de la colonne vertébrale à leur abouchement dans l'oreillette gauche et de 3 centimètres environ du sinus costo-vertébral, au niveau du hile du poumon.

Dans toute leur portion libre, c'est-à-dire entre le hile et l'oreillette gauche, les veines pulmonaires droites reposent sur la face postérieure de l'oreillette droite. C'est cette portion libre qui est, pour ainsi dire, victime des variations de volume de l'oreillette droite et qui, lorsque cet organe se dilate, est refoulée, coudée et finalement comprimée contre la paroi thoracique, formée à ce niveau, par les 6e, 7e et 8e vertèbres dorsales et par les articulations costo-vertébrales et les côtes correspondantes.

Nous avons fait des expériences sur trois sujets en suivant toujours le procédé que nous venons de décrire et voici les résultats obtenus :

Expérience I. — Sujet, femme encore jeune : à l'ouverture du médiastin postérieur, nous trouvons l'oreillette droite injectée et semblant un peu dilatée. La veine pulmonaire droite du groupe inférieur est bien injectée. La veine du groupe supérieur semble un peu courbée et l'injection est moins complète que pour la précédente.

Expérience II. — Sujet, homme, âge moyen. Le cœur est bien injecté et paraît normal, l'injection a également bien passé dans les veines des deux groupes.

Expérience III. — Sujet, homme, âge moyen. Le cœur est bien injecté, les oreillettes semblent avoir été un peu distendues par l'injection.

L'oreillette droite, intimement accolée aux veines pulmonaires droites, semblent avoir exercé sur elles une certaine pression : cependant, on ne saurait affirmer une courbure véritable des deux vaisseaux.

Nous pouvons nous demander maintenant sur lequel des deux groupes veineux portera, de préférence, la compression, et quel sera le groupe le plus tôt comprimé.

Il semble découler de l'étude de ces rapports et de nos expériences mêmes, que la veine du groupe supérieur est sous l'influence plus immédiate de la dilatation de l'oreillette droite, et cela pour plusieurs raisons (Expérience I) :

1° Elle est plus courte que la veine du groupe inférieur et, par conséquent, la moindre dilatation de l'oreillette se fera sentir sur sa surface.

2° Elle est moins mobile, car elle présente des rapports plus serrés avec les organes voisins (bronches droite, artère pulmonaire droite, etc.).

3° Sa direction même la met en rapport plus immédiat avec la face postérieure de l'oreillette : elle se dirige en effet, en avant, tandis que la veine du groupe inférieur se dirige plutôt un peu en arrière.

Il semble donc qu'à dilatation égale de l'oreillette droite le cours du sang de la veine du groupe supérieur sera plus vite influencé et retardé par la compression (peut-être même avant l'apparition d'une zone nette de matité paravertébrale), et que la localisation de l'œdème congestif se fera d'abord dans le lobe correspondant. Plus tard seulement, la dilatation augmentant, le territoire irrigué par la veine du groupe inférieur commencera à subir les effets de la compression.

Nos observations cliniques semblent aussi nous donner raison (obs. II, III, V, VII, IX, XI). Dans la majorité des cas, l'œdème congestif est localisé plus spécialement au sommet droit. Cependant nous ne devons pas être trop absolus, et ici comme ailleurs, il faut tenir compte des variations individuelles.

Il résulte encore des rapports de l'oreillette droite en arrière que d'autres organes peuvent être comprimés si elle vient à se dilater : nous voulons parler de la grande veine azygos située presque sur la ligne médiane et du grand sympathique dont les ganglions sont échelonnés au niveau des articulations costo-vertébrales (voir la planche I).

Cette compression, si elle peut se produire, donnerait lieu à des symptômes variés dont nous laissons de côté l'étude.

CHAPITRE V

PREUVES ANATOMO-PATHOLOGIQUES

Nous aurions voulu répéter nos expériences avec injection préalable des cavités cardiaques et des veines pulmonaires sur des sujets atteints d'une grosse dilatation de l'oreillette droite comme celles que nous avons eu souvent l'occasion de constater dans les autopsies : cela nous a été malheureusement impossible.

Les quelques observations que nous avons pu recueillir suivies d'examen nécroscopique nous donnent cependant des preuves suffisantes de la compression possible des veines pulmonaires droites par l'oreillette droite dilatée.

A l'ouverture du thorax de nos sujets, nous avons trouvé généralement un peu de liquide dans les plèvres (obs. VI et IX).

Le cœur est le plus souvent hypertrophié dans sa totalité et dilaté (obs. VI, IX, VII), mais si les cavités gauches présentent un certain degré de dilatation, nous trouvons les cavités droites énormes, très distendues et pleines de caillots. Cette dilatation est surtout apparente quand le cœur est détaché, car sur le cœur en place on ne peut guère constater que la dilatation du ventricule droit, celle de l'oreillette droite se faisant en arrière. L'oreillette droite est donc très dilatée, ses parois sont amincies et flasques lorsqu'on en a retiré les caillots.

Quelle est la position de cette oreillette sur le cœur en place? Elle est dans une situation très postérieure au ventricule droit et va se mettre en rapport avec le plan osseux sous-jacent ; elle se trouve par conséquent couchée dans l'angle costo-vertébral à droite de la colonne comme dans les observations VI, XII et IX.

Que deviennent à ce moment ses rapports avec les veines pulmonaires droites? Ils n'ont pas varié, les veines sont toujours accolées à la face postérieure de l'oreillette, mais le faible espace qui les séparait du plan osseux n'existe plus, et, refoulées par l'oreillette droite, elles se trouvent comprimées entre cet organe et la paroi postérieure du thorax (obs. VII et XII).

Le poumon droit séparé du cœur montre au niveau du hile les veines pulmonaires dilatées, il est hyperhémié et tendu, tantôt dans sa totalité (obs. XII, XI), tantôt plus spécialement au sommet (obs. XI, IX), tantôt à la partie moyenne (obs. VI); il est en général augmenté de volume et de poids. Il est résistant à la pression dans les points congestionnés, il crépite moins, surnage moins et même tombe au fond du vase où on l'immerge. Sa coloration est bleuâtre, d'un rouge livide plus ou moins violacé (obs. VII, XII).

La coupe du poumon est plane et lisse et laisse sourdre à la pression tantôt du sang noir si la congestion domine (obs. XII), tantôt une sérosité rosée abondante si c'est l'œdème qui, au contraire, prédomine. Nous avons rencontré aussi (obs. XII), au milieu de l'œdème congestif localisé au sommet, un foyer hémorragique de la grosseur d'une petite noix.

Enfin, le poumon gauche présentait parfois un léger degré de congestion à la base. Le sommet gauche fut toujours trouvé indemne.

En résumé nous avons trouvé dans toutes nos autopsies l'énorme dilatation de l'oreillette droite comprimant les veines pulmonaires droites coïncidant avec l'œdème congestif localisé au poumon droit.

C'est d'après ces contestations anatomiques et cliniques que nous allons formuler nos conclusions.

CONCLUSIONS

I. Les congestions pulmonaires d'origine cardiaque, peuvent occuper le poumon droit.

II. Elles peuvent en occuper le sommet ou la base.

III. Ces localisations coïncident en clinique avec la dilatation de l'oreillette droite décelée par la matité paravertébrale droite.

IV. L'oreillette droite dilatée refoule les veines pulmonaires et les comprime contre le plan osseux sous-jacent.

V. Les recherches anatomiques et cliniques autorisent à attribuer ces localisations spéciales à la compression isolée ou prédominante du groupe supérieur ou inférieur de ces veines par l'oreillette droite dilatée.

VI. Un double mécanisme peut provoquer ce phénomène : la compression des veines pulmonaires droites comme le démontrent les constatations nécroscopiques, ou simplement la coudure du vaisseau par la cavité auriculaire distendue ainsi que semblent l'établir les quelques recherches expérimentales qu'il nous a été donné de réaliser personnellement.

INDEX BIBLIOGRAPHIQUE

Roy-Tessier, thèse de Lyon (1894).

Brouardel et Gilbert, Traité de médecine (1900).

Ducellier, thèse de Paris (1883).

Goalard, thèse de Paris (1897).

Gendrin, Traité sur les maladies du cœur et des gros vaisseaux (1845).

Honnorat, thèse de Lyon (1887).

Lichnevsky (Mlle) thèse de Lyon (1901).

Poirier, Traité d'anatomie humaine (1896).

J. Teissier, Communication à la Société médicale des Hôpitaux de Paris (séance du 15 mars 1901).

Testut, Traité d'anatomie humaine (1896).

TABLE

Lyon. — Imp. A. Rey, 4, rue Gentil — 27063

www.ingramcontent.com/pod-product-compliance
Ingram Content Group UK Ltd.
Pitfield, Milton Keynes, MK11 3LW, UK
UKHW031933260826
14628UKWH00004B/1605

9 782019 660284